Friske Salater 2023

Opskrifter til en sund livsstil

Per Holmberg

Resumé

Spinat og brombærsalat 8

Grøntsagssalat med schweizisk ost 10

Lækker gulerodssalat 12

Marineret grøntsagssalat 14

Ristet farvet majssalat 16

Cremet agurk 18

Marineret svampe- og tomatsalat 20

Bønnesalat 22

Rødbedesalat med hvidløg 24

Marineret majs 25

Ærtesalat 27

Majroe salat 29

Æble avocado salat 31

Majs-, bønne- og løgsalat 33

Italiensk vegetarsalat 35

Seafood Pasta Salat 37

Grillet grøntsagssalat 39

Lækker sommermajssalat 41

Sprød ærtesalat med karamel 43

Magisk sorte bønnesalat 45

Rigtig god græsk salat 47

Fantastisk thailandsk agurkesalat 49

Tomatbasilikumsalat med højt proteinindhold 51

Hurtig avocado- og agurkesalat 53

Bygsalat med tomater og feta 55

Agurk og tomat engelsk salat 57

Bedstemors aubergine salat 59

Gulerod, bacon og broccolisalat 61

Agurk og tomatsalat med creme fraiche 63

Tomat Tortellini salat 65

Broccoli og bacon i mayonnaisesauce 68

Kyllingesalat med agurkecreme 70

Grøntsager med peberrodssauce 72

Sød ærte- og pastasalat 74

Farvet pebersalat 76

Kyllingesalat, tørrede tomater og pinjekerner med ost 78

Mozzarella og tomatsalat 80

Krydret zucchinisalat 82

Tomat og asparges salat 84

Agurkesalat med mynte, løg og tomat 86

Adas salatas 88

Ajvar 90

Bakdoonsiyyeh salat 92

Rellen salat 93

Curtido salat 95

Gado Gado salat 97

Hobak Namulu 99

Horiatiki salat 101

Waldorf kyllingesalat 103

Linsesalat med oliven og feta 105

Thai grillet oksekød salat 107

Amerikansk salat 109

Kyllingesalat Special 111

Cleopatra kyllingesalat 113

Thai-vietnamesisk salat 115

julesalat 117

Grøn kartoffelsalat 120

Majs salat 123

Kål og vindruesalat 125

Citrus salat 127

Frugt og salat salat 129

Æble og salat salat 131

Bønne- og pebersalat 133

Gulerods- og daddelsalat 135

Cremet pebersalatdressing 137

Hawaii salat 139

Karry kyllingesalat 141

Spinat og jordbær salat 143

Restaurant salat 145

Klassisk makaroni salat 147

Roquefort pæresalat 149

Barbie tun salat 151

Ferie kylling salat 153

Mexicansk bønnesalat 155

Bacon Ranch Pasta Salat 157

Rød kartoffelsalat 159

Sorte bønnesalat og couscous 161

Græsk græsk kyllingesalat 163

Fancy kyllingesalat 165

Frugtig karry kyllingesalat 167

Vidunderlig karry kyllingesalat 169

Krydret gulerodssalat 171

Asiatisk æblesalat 173

Græskar- og bygsalat 175

Salat med brøndkarse-frugt 177

Cæsar salat 179

Kylling og mango salat 181

Appelsinsalat med mozzarella 183

Tre bønnesalat 185

Tofu og misosalat 187

Japansk radise salat 189

Sydvestlig salat 191

Caprese salat med pasta 193

Salat med røget ørred 195

Æggesalat med bønner 197

Ambrosian salat 198

Kile salat 200

Spansk pebersalat 202

Mimosasalat 204

Klassisk waldorfsalat 206

Ærtesalat 208

Kylling og bygsalat 210

Helleflynder og fersken salat 213

Rødbede og ostesalat 215

Italiensk grøn salat 218

Spinat og brombærsalat

ingredienser

3 kopper babyspinat, vasket og drænet for vand

1 pint friske brombær

1 pint cherrytomater

1 hakket grønt løg

¼ kop finthakkede valnødder

6 ounce smuldret fetaost

½ kop spiselige blomster

Bacondressing eller balsamico efter eget valg

Metode

Bland spinat, brombær, cherrytomater, forårsløg, valnødder ved at blande dem sammen. Tilsæt osten og rør igen. Denne salat smager godt; med eller uden salatdressing. Hvis du vil tilføje en dressing, så brug baconsaucen eller rigeligt med balsamico efter eget valg. Inden servering pyntes med spiselige blomster efter eget valg.

God fornøjelse!

Grøntsagssalat med schweizisk ost

ingredienser

1 kop grønne løg, skåret i skiver

1 kop selleri, skåret i skiver

1 kop grøn peber

1 kop peber fyldte oliven

6 kopper revet salat

1/3 kop vegetabilsk olie

2 kopper revet schweizerost

2 spsk. rødvinseddike

1 spiseskefuld. Dijon sennep

Salt og peber efter smag

Metode

Kom oliven, løg, selleri og grøn peber i en salatskål og bland godt. Pisk olie, sennep, eddike sammen i en lille skål. Smag dressingen til med salt og peber. Drys dressingen over grøntsagerne. Stil på køl natten over eller flere timer. Før servering beklædes tallerkenen med salatblade. Bland osten med grøntsagerne. Læg salaten på salaten. Komplet med revet ost. Server straks.

God fornøjelse!

Lækker gulerodssalat

ingredienser

2 lbs gulerødder, skrællet og skåret i tynde diagonale skiver

½ kop mandler i flager

1/3 kop tørrede tranebær

2 kopper raket

2 hakkede fed hvidløg

1 pakke dansk blåskimmelost smuldret

1 spiseskefuld. æble cider eddike

¼ kop ekstra jomfru olivenolie

1 teskefuld. Honning

1-2 knivspidser Friskkværnet sort peber

Salt efter smag

Metode

Kom gulerødder, hvidløg og mandler i en skål. Tilsæt lidt olivenolie og bland godt. Tilsæt salt og peber efter smag. Overfør blandingen til en bageplade og bag i en forvarmet ovn i 30 minutter ved 400 grader F eller 200 grader C. Fjern fra ovnen, når kanten bliver brun, og lad dem køle af. Overfør gulerodsblandingen til en skål. Tilsæt honning, eddike, tranebær og ost og bland godt. Rør rucola i og server straks.

God fornøjelse!

Marineret grøntsagssalat

ingredienser

1 dåse små ærter, drænet

1 dåse franske grønne bønner, drænet

1 dåse Hvide majs- eller skoklemmer, drænet

1 mellemstor løg, skåret i tynde skiver

¾ kop finthakket selleri

2 spsk. Hakkede peberfrugter

½ glas hvidvinseddike

½ kop vegetabilsk olie

kop sukker

½ tsk. Peber ½ tsk. salt

Metode

Tag en stor skål og kom ærter, majs og bønner sammen. Tilsæt selleri, løg og rød peber og bland blandingen godt. Tag en gryde. Kom alle de øvrige ingredienser i og lad det simre. Rør løbende, indtil sukkeret er opløst. Hæld saucen over grøntsagsblandingen. Dæk skålen med låg og stil på køl natten over. Du kan opbevare den i flere dage i køleskabet. Serveres koldt.

God fornøjelse!

Ristet farvet majssalat

ingredienser

8 Friske majs i skaller1 Rød peber i tern

1 grøn peberfrugt, skåret i tern

1 rødløg, hakket

1 kop hakket frisk koriander

½ kop olivenolie

4 fed hvidløg, knust og derefter hakket

3 limefrugter

1 teskefuld. hvidt sukker

Salt og peber efter smag

1 spiseskefuld. krydret sauce

Metode

Tag en stor gryde og kom majsen deri. Hæld vand i og læg majsen i blød i 15 minutter. Fjern silkene fra majsskallene og stil dem til side. Tag en grill og forvarm den til høj temperatur. Læg majsene på grillen og kog i 20 minutter. Vend dem fra tid til anden. Lad afkøle og kassér skrællerne. Tag en blender og hæld olivenolie, limesaft, varm sauce i og bland. Tilsæt koriander, hvidløg, sukker, salt og peber. Blend til en jævn blanding. Drys majsen. Server straks.

God fornøjelse!

Cremet agurk

ingredienser

3 agurker, skrællet og skåret i tynde skiver

1 løg, skåret i skiver

2 kopper vand

¾ kop kraftig piskefløde

¼ kop cidereddike

Frisk hakket persille, valgfrit

kop sukker

½ tsk. salt

Metode

Tilsæt vandet og salt agurk og løg, lad det trække i mindst 1 time. Dræn det overskydende vand. Pisk fløde og eddike sammen i en skål, indtil det er glat.

Tilsæt de syltede agurker og løg. Bland godt for at dække det jævnt. Sæt i køleskabet i et par timer. Inden servering drysses med persille.

God fornøjelse!

Marineret svampe- og tomatsalat

ingredienser

12 ounce Cherrytomater, halveret

1 pakke friske svampe

2 grønne løg i skiver

kop balsamicoeddike

1/3 kop vegetabilsk olie

1 1/2 tsk. hvidt sukker

½ tsk. Kværnet sort peber

½ tsk. salt

½ kop hakket frisk basilikum

Metode

I en skål piskes balsamicoeddike, olie, peber, salt og sukker, til det er glat.

Tag en anden stor skål og bland tomater, løg, svampe og basilikum sammen.

Støb godt. Tilsæt dressingen og fordel grøntsagerne jævnt. Dæk skålen til og stil på køl i 3-5 timer. Serveres koldt.

God fornøjelse!

Bønnesalat

ingredienser

1 dåse pinto bønner, vasket og drænet

1 dåse kikærter eller garbanzobønner, vasket og drænet

1 dåse grønne bønner

1 dåse Voksbønner, drænet

¼ kop Julienne grøn peber

8 grønne løg, skåret i skiver

½ kop cidereddike

kop rapsolie

kop sukker

½ tsk. salt

Metode

Kom bønnerne sammen i en stor skål. Tilsæt grøn peber og løg til bønnerne.

I en dækket krukke piskes cidereddike, sukker, olie og salt til en jævn sauce.

Lad sukkeret opløses helt i dressingen. Hæld bønneblandingen over og

bland godt. Dæk blandingen til og stil på køl natten over.

God fornøjelse!

Rødbedesalat med hvidløg

ingredienser

6 Rødbeder, kogt, skrællet og skåret i skiver

3 spsk. Olivenolie

2 spsk. rødvinseddike

2 fed hvidløg

Salt efter smag

Grønne løgskiver, et par stykker til pynt

Metode

Kom alle ingredienser i en skål og bland godt. Server straks.

God fornøjelse!

Marineret majs

ingredienser

1 kop frosne majs

2 grønne løg, skåret i tynde skiver

1 spiseskefuld. Hakket grøn peber

1 salatblad, valgfrit

¼ kop mayonnaise

2 spsk. Citronsaft

teskefuld. Malet sennep

teskefuld. sukker

1-2 knivspidser Friskkværnet peber

Metode

Bland mayonnaisen med citronsaft, sennepspulver og sukker i en stor skål.

Pisk det godt, indtil det er glat. Tilføj majs, grøn peber, løg til mayonnaise.

Smag blandingen til med salt og peber. Dæk til og stil i køleskabet natten

over eller mindst 4-5 timer. Inden servering beklædes tallerkenen med salat

og salaten lægges ovenpå.

God fornøjelse!

Ærtesalat

ingredienser

8 skiver bacon

1 pakke frosne ærter, optøet og afdryppet

½ kop hakket selleri

½ kop hakkede grønne løg

2/3 kop creme fraiche

1 kop hakkede cashewnødder

Salt og peber efter smag

Metode

Læg baconen i en stor stegepande og steg over medium til medium høj varme, indtil begge sider er brunet. Dræn den ekstra olie med et køkkenrulle og smuldr baconen. Hold det til side. Bland selleri, ærter, skalotteløg og cremefraiche sammen i en mellemstor skål. Bland godt med en blid hånd. Tilsæt cashewnødder og bacon til salaten lige inden servering. Server straks.

God fornøjelse!

Majroe salat

ingredienser

¼ kop sød rød peber, hakket

4 kopper strimlede skrællede majroer

¼ kop grønne løg

¼ kop mayonnaise

1 spiseskefuld. Eddike

2 spsk. sukker

teskefuld. Peber

teskefuld. salt

Metode

Få en skål. Bland chili, løg og bland. Tag en anden skål til at forberede dressingen. Bland mayonnaise, eddike, sukker, salt og peber og blend godt. Hæld blandingen over grøntsagerne og bland godt. Tag majroerne i en skål, tilsæt denne blanding til majroerne og bland godt. Stil grøntsagerne på køl natten over eller i flere timer. Mere marinade vil inkorporere mere smag. Serveres koldt.

God fornøjelse!

Æble avocado salat

ingredienser

1 pakke babygrønt

¼ kop rødløg, hakket

½ kop hakkede valnødder

1/3 kop smuldret blåskimmelost

2 tsk. Citronskal

1 æble, skrællet, udkeret og skåret i skiver

1 Avocado, skrællet, udstenet og skåret i tern

4 mandariner, presset

½ citron, presset

1 hakket fed hvidløg

2 spsk. Olivenolie Salt efter smag

Metode

Bland grønt, nødder, rødløg, blåskimmelost og citronskal i en skål. Bland blandingen godt. Bland kraftigt mandarinsaft, citronskal, citronsaft, hakket hvidløg, olivenolie. Smag blandingen til med salt. Hæld salaten over og bland. Tilsæt æble og avocado i skålen og bland lige inden servering af salaten.

God fornøjelse!

Majs-, bønne- og løgsalat

ingredienser

1 dåse hele majs, vasket og drænet

1 dåse ærter, vasket og afdryppet

1 dåse grønne bønner, drænet

1 krukke Pimientos, drænet

1 kop finthakket selleri

1 løg, finthakket

1 grøn peberfrugt, finthakket

1 kop sukker

½ kop cidereddike

½ kop rapsolie

1 teskefuld. salt

½ tsk. Peber

Metode

Tag en stor salatskål og kom løg, grøn peber og selleri sammen. Hold det til side. Tag en gryde og hæld eddike, olie, sukker, salt og peber i og bring det i kog. Fjern fra varmen og lad blandingen køle af. Drys over grøntsagerne og vend det godt rundt, så grøntsagerne bliver jævnt. Stil på køl i flere timer eller natten over. Serveres koldt.

God fornøjelse!

Italiensk vegetarsalat

ingredienser

1 dåse Koglehjerter, drænet og delt i kvarte

5 kopper romainesalat, skyllet, tørret og hakket

1 rød peber, skåret i strimler

1 gulerod 1 tyndt skåret rødløg

kop sorte oliven

kop grønne oliven

½ agurk

2 spsk. Revet romersk ost

1 teskefuld. Frisk hakket timian

½ kop rapsolie

1/3 kop estragoneddike

1 spiseskefuld. hvidt sukker

½ tsk. Sennepspulver

2 hakkede fed hvidløg

Metode

Få en medium beholder med et tæt låg. Hæld rapsolie, eddike, tør sennep, sukker, timian og hvidløg i. Dæk beholderen og pisk kraftigt for at danne en jævn blanding. Kom blandingen over i en skål og kom artiskokhjerterne heri. Stil i køleskabet og lad det marinere natten over. Tag en stor skål og kom salat, gulerod, rød peberfrugt, rødløg, oliven, agurk og ost sammen. Ryst forsigtigt. Tilsæt salt og peber for at smage til. Bland med artiskokkerne. Lad det marinere i fire timer. Serveres koldt.

God fornøjelse!

Seafood Pasta Salat

ingredienser

1 pakke tricolor pasta

3 stilke selleri

1 lb. imiteret krabbekød

1 kop frosne ærter

1 kop mayonnaise

½ spsk. hvidt sukker

2 spsk. Hvid eddike

3 spsk. mælk

1 teskefuld. salt

teskefuld. Kværnet sort peber

Metode

Kog en gryde op med rigeligt saltet vand, tilsæt pastaen og kog i 10 minutter. Når pastaen koger tilsættes ærter og krabbekød. Bland de øvrige nævnte ingredienser i en stor skål og stil til side i nogen tid. Kombiner ærter, krabbekød og pasta. Server straks.

God fornøjelse!

Grillet grøntsagssalat

ingredienser

1 pund friskskåret asparges

2 zucchini, halveret på langs og skåret til sidst

2 gule courgetter

1 stort rødløg i skiver

2 røde peberfrugter, halveret og fjernet fra kerner.

½ kop ekstra jomfru olivenolie

glas rødvinseddike

1 spiseskefuld. Dijon sennep

1 hakket fed hvidløg

Salt og kværnet sort peber efter smag

Metode

Varm og grill grøntsagerne i 15 minutter, fjern derefter grøntsagerne fra grillen og skær dem i små stykker. Tilsæt de øvrige ingredienser og bland salaten, så alle krydderierne er godt blandet. Server straks.

God fornøjelse!

Lækker sommermajssalat

ingredienser

6 afskallede og fuldstændig rensede aks

3 store tomater skåret i stykker

1 stort hakket løg

¼ kop hakket frisk basilikum

kop olivenolie

2 spsk. Hvid eddike

Salt og peber

Metode

Tag en stor gryde, kom vand og salt og bring det i kog. Kog majsen i det kogende vand, og tilsæt derefter alle de angivne ingredienser. Bland blandingen godt og sæt i køleskabet. Serveres koldt.

God fornøjelse!!

Sprød ærtesalat med karamel

ingredienser

8 skiver bacon

1 pakke frosne tørrede ærter

½ kop hakket selleri

½ kop hakkede grønne løg

2/3 kop creme fraiche

1 kop hakkede cashewnødder

Salt og peber efter din smag

Metode

Steg baconen i en stegepande ved middel varme, indtil den er brunet. Bland de øvrige ingredienser i en skål, undtagen cashewnødder. Tilsæt til sidst bacon og cashewnødder over blandingen. Bland godt og server straks.

God fornøjelse!

Magisk sorte bønnesalat

ingredienser

1 dåse sorte bønner, skyllet og drænet

2 dåser tørret majsmel

8 hakkede grønne løg

2 jalapenopeberfrugter fjernet og hakket

1 hakket grøn peber

1 avocado skrællet, udstenet og skåret i tern.

1 krukke peberfrugt pi

3 tomater fjernes og skæres i stykker

1 kop hakket frisk koriander

1 presset lime

½ kop italiensk salatdressing

½ tsk. krydret hvidløgssalt

Metode

Tag en stor skål og kom alle ingredienserne i den. Rør godt rundt, så de blander sig godt. Server straks.

God fornøjelse!

Rigtig god græsk salat

ingredienser

3 store modne tomater skåret i stykker

2 agurker skrællet og hakket

1 lille rødløg hakket

kop olivenolie

4 tsk. citronsaft

½ tsk. tørret oregano

Salt og peber efter smag

1 kop smuldret fetaost

6 græske sorte oliven, udstenede og skåret i skiver

Metode

Tag en mellemstor skål og bland tomater, agurk og løg meget godt og lad blandingen stå i fem minutter. Drys blandingen med olie, citronsaft, oregano, salt, peber, feta og oliven. Tag ud af ovnen og server med det samme.

God fornøjelse!!

Fantastisk thailandsk agurkesalat

ingredienser

3 store skrællede agurker, som skal skæres i ¼ tomme skiver, og kernerne skal fjernes

1 spiseskefuld. salt

½ kop hvidt sukker

½ kop risvinseddike

2 hakkede jalapenopeberfrugter

¼ kop hakket koriander

½ kop jordnødder

Metode

Kom alle ingredienser i en stor skål og bland godt. Smag til og server koldt.

God fornøjelse!

Tomatbasilikumsalat med højt proteinindhold

ingredienser

4 store modne tomater i skiver

1 lb. frisk skåret mozzarellaost

1/3 kop frisk basilikum

3 spsk. ekstra jomfru oliven olie

Fint havsalt

Friskkværnet sort peber

Metode

På en tallerken skiftes og overlappes skiverne af tomat og mozzarella. Drys til sidst med et skvæt olivenolie, fint havsalt og peber. Serveres afkølet, krydret med basilikumblade.

God fornøjelse!

Hurtig avocado- og agurkesalat

ingredienser

2 mellemstore agurker i tern

2 avocado tern

4 spsk. hakket frisk koriander

1 hakket fed hvidløg

2 spsk. hakket grønt løg

teskefuld. salt

sort peber

stor citron

1 lime

Metode

Tag agurker, avocado og koriander og bland dem godt. Tilsæt til sidst peber, citron, lime, løg og hvidløg. Smid det godt. Server straks.

God fornøjelse!

Bygsalat med tomater og feta

ingredienser

1 kop rå orzo pasta

kop udstenede grønne oliven

1 kop feta i tern

3 spsk. Hakket frisk presley

1 hakket moden tomat

kop jomfru olivenolie

kop citronsaft

Salt og peber

Metode

Kog byggen efter producentens anvisninger. Tag en skål og bland byg, oliven, persille, dild og tomat rigtig godt. Salt og peber til sidst og tilsæt fetaen ovenpå. Server straks.

God fornøjelse!

Agurk og tomat engelsk salat

ingredienser

8 romerske tomater eller dadeltomater

1 engelsk agurk, skrællet og skåret i tern

1 kop Jicama, skrællet og finthakket

1 lille gul peberfrugt

½ kop rødløg, i tern

3 spsk. Citronsaft

3 spsk. ekstra jomfru oliven olie

1 spiseskefuld. Tørret persille

1-2 knivspids peber

Metode

Kom tomater, peberfrugt, agurk, jicama og rødløg i en skål. Støb godt. Hæld olivenolie, citronsaft i og dæk blandingen. Drys persillen på og bland. Smag den til med salt og peber. Server straks eller koldt.

God fornøjelse!

Bedstemors aubergine salat

ingredienser

1 aubergine

4 tomater, i tern

3 æg, hårdkogte, i tern

1 løg, finthakket

½ kop fransk salatdressing

½ tsk. Peber

Salt, til krydderier, valgfrit

Metode

Vask auberginerne og halver dem på langs. Tag en bageplade og smør den med olivenolie. Anret auberginerne med snitsiden nedad i det smurte ovnfad. Bages i 30-40 minutter ved 350 grader F. Tag ud og lad afkøle. Skræl auberginerne. Skær dem i små tern. Tag en stor skål og flyt auberginerne ind i den. Tilsæt løg, tomater, æg, krydderier, peber og salt. Støb godt. Frys mindst 1 time i køleskabet og server.

God fornøjelse!

Gulerod, bacon og broccolisalat

ingredienser

2 hoveder Frisk broccoli, hakket

½ pund bacon

1 bundt grønne løg, hakket

½ kop hakkede gulerødder

½ kop rosiner, valgfrit

1 kop mayonnaise

½ kop destilleret hvid eddike

1-2 knivspids peber

Salt efter smag

Metode

Steg baconen i en stor, dyb stegegryde ved medium-høj varme, indtil den er brunet. Dræn og smuldr. Kom broccoli, grønne løg, gulerødder og bacon i en stor skål. Tilsæt salt og peber. Kast korrekt. Tag en lille beholder eller skål og læg mayonnaise og eddike og pisk. Overfør dressingen til grøntsagsblandingen. Krydr grøntsagerne med sart hånd. Stil på køl i mindst 1 time og server.

God fornøjelse!

Agurk og tomatsalat med creme fraiche

ingredienser

3-4 agurker, skrællet og skåret i skiver

2 salatblade, til pynt, valgfrit

5-7 skiver tomater,

1 løg, skåret i tynde ringe

1 spiseskefuld. Hakket purløg

½ kop creme fraiche

2 spsk. Hvid eddike

½ tsk. Dild frø

teskefuld. Peber

En knivspids sukker

1 teskefuld. salt

Metode

Læg agurkeskiverne i en skål og drys med salt. Mariner i 3-4 timer i køleskabet. Fjern agurken og vask den. Dræn al væsken og kom den over i en stor salatskål. Tilsæt løget og stil det til side. Tag en lille skål og kom eddike, creme fraiche, purløg, dildfrø, peber og sukker sammen. Pisk blandingen og hæld den over agurkeblandingen. Ryst forsigtigt. Anret retten godt med salat og tomat. Server straks.

God fornøjelse!

Tomat Tortellini salat

ingredienser

1 pund tortellini pasta

3 flåede tomater skåret i halve

3 ounces hård salami, i tern

2/3 kop skåret selleri

¼ kop skiver sorte oliven

½ kop rød peberfrugt

1 spiseskefuld. Rødløg, i tern

1 spiseskefuld. Tomatpuré

1 hakket fed hvidløg

3 spsk. rødvinseddike

3 spsk. Balsamicoeddike

2 tsk. Dijon sennep

1 teskefuld. Honning

1/3 kop olivenolie

1/3 kop vegetabilsk olie

¾ kop revet provola

¼ kop hakket frisk persille

1 teskefuld. Hakket frisk rosmarin

1 spiseskefuld. Citronsaft

Peber og salt efter smag

Metode

Kog pastaen efter anvisningen på pakken. Hæld koldt vand og afdryp. Hold det til side. Brug en slagtekylling til at koge tomaterne, indtil skindet er delvist sort. Bearbejd nu tomaten i blenderen. Tilsæt tomatpuré, eddike, hvidløg, honning og sennep og blend igen. Tilsæt gradvist olivenolie og vegetabilsk olie og pisk indtil glat. Tilsæt salt og peber. Kom pastaen med alle grøntsagerne, krydderurterne, salami og citronsaft i en skål. Hæld dressingen i og bland godt. Tjene.

God fornøjelse!

Broccoli og bacon i mayonnaisesauce

ingredienser

1 bundt broccoli, skåret i buketter

½ lille rødløg, finthakket

1 kop revet mozzarella

8 strimler bacon, kogt og smuldret

½ kop mayonnaise

1 spiseskefuld. Hvidvinseddike

kop sukker

Metode

Læg broccoli, kogt bacon, løg og ost i en stor salatskål. Bland med en blid hånd. Dæk til og sæt til side. Bland mayonnaise, eddike og sukker i en lille beholder. Pisk konstant indtil sukkeret er opløst og danner en jævn blanding. Hæld dressingen over broccoliblandingen og fordel den jævnt. Server straks.

God fornøjelse!

Kyllingesalat med agurkecreme

ingredienser

2 dåser Kyllingenuggets, drænet for saften

1 kop grønne druer uden kerner, halveret

½ kop hakkede pekannødder eller mandler

½ kop hakket selleri

1 dåse mandariner, drænet

¾ kop cremet agurkesalatdressing

Metode

Tag en stor dyb salatskål. Overfør kylling, selleri, druer, appelsiner og pekannødder eller mandler efter eget valg. Ryst forsigtigt. Tilsæt agurkesalatdressing. Beklæd kyllinge- og grøntsagsblandingen jævnt med den cremede dressing. Server straks.

God fornøjelse!

Grøntsager med peberrodssauce

ingredienser

¾ kop blomkålsbuketter

kop agurk

¼ kop hakket tomat med frø

2 spsk. Skivede radiser

1 spiseskefuld. Skåret grønne løg

2 spsk. Selleri i tern

¼ kop amerikansk ost i tern

Til krydderiet:

2 spsk. mayonnaise

1-2 spsk. sukker

1 spiseskefuld. Peberrod klar

1/8 tsk. Peber

teskefuld. salt

Metode

Bland blomkål, agurk, tomat, selleri, radise, grønne løg og ost i en stor skål. Hold det til side. Få en lille skål. Bland mayonnaise, sukker, peberrod, indtil sukkeret er opløst og danner en homogen blanding. Hæld dressingen over grøntsagerne og bland godt. Stil på køl i 1-2 timer. Serveres koldt.

God fornøjelse!

Sød ærte- og pastasalat

ingredienser

1 kop makaroni

2 kopper frosne ærter

3 æg

3 grønne løg, hakket

2 stilke selleri, hakket

¼ kop Ranch salatdressing

1 teskefuld. hvidt sukker

2 tsk. Hvidvinseddike

2 søde pickles

1 kop revet cheddarost

¼ Friskkværnet sort peber

Metode

Kog pastaen i kogende vand. Tilsæt en knivspids salt i det. Når du er færdig, skyl den med koldt vand og dræn den af. Tag en gryde og fyld den med koldt vand. Tilsæt æggene og bring det i kog. Fjern fra varmen og dæk. Lad æggene sidde i varmt vand i 10-15 minutter. Fjern æggene fra det varme vand og lad det køle af. Skræl skindet og hak det. Tag en lille skål og kom salatdressingen, eddike og sukker sammen. Bland godt og smag til med salt og friskkværnet sort peber. Bland pasta, æg, grøntsager og ost. Hæld dressingen i og bland. Serveres koldt.

God fornøjelse!

Farvet pebersalat

ingredienser

1 grøn peber, skåret i julienne strimler

1 sød gul peber, skåret i julienne strimler

1 sød rød peber, skåret i julienne strimler

1 lilla peberfrugt, finthakket

1 rødløg skåret i julienne strimler

1/3 kop eddike

kop rapsolie

1 spiseskefuld. sukker

1 spiseskefuld. Hakket frisk basilikum

teskefuld. salt

En knivspids peber

Metode

Tag en stor skål og kom alle peberfrugterne sammen og bland godt. Tilsæt løget og bland igen. Tag en anden skål og tilsæt de øvrige ingredienser og bland kraftigt blandingen. Hæld dressingen over peber- og løgblandingen. Bland godt for at dække grøntsagerne. Dæk blandingen til og sæt den i køleskabet natten over. Serveres koldt.

God fornøjelse!

Kyllingesalat, tørrede tomater og pinjekerner med ost

ingredienser

1 italiensk brød i tern

8 strimler grillet kylling

½ kop pinjekerner

1 kop tørrede tomater

4 grønne løg skåret i 1/2-tommers stykker

2 pakker blandet salat

3 spsk. ekstra jomfru oliven olie

½ tsk. salt

½ tsk. Friskkværnet sort peber

1 teskefuld. Hvidløgs pulver

8 ounce fetaost, smuldret

1 kop balsamico vinaigrette

Metode

Bland det italienske brød og olivenolie. Smag den til med salt, hvidløgspulver og salt. Placer blandingen i et enkelt lag i den smurte 9x13-tommer bradepande. Placer den i den forvarmede grill og kog indtil brun og ristet. Tag ud af ovnen og lad det køle af. Beklæd pinjekernerne i en bageplade og læg dem på den nederste rist i slagtekyllingeovnen og rist dem forsigtigt. I en lille skål, tag varmt vand og dyp soltørrede tomater, indtil de er bløde. Skær tomaterne i skiver. I en salatskål blandes alle de grønne grøntsager; tilsæt tomater, pinjekerner, croutoner, grillet kylling, vinaigrette og ost. Støb godt. Tjene.

God fornøjelse!

Mozzarella og tomatsalat

ingredienser

¼ glas rødvinseddike

1 hakket fed hvidløg

2/3 kop olivenolie Oliven

1 liter halverede cherrytomater

1 1/2 kopper delvist skummede mozzarellaterninger

¼ kop hakket løg

3 spsk. Hakket frisk basilikum

Peber efter smag

½ tsk. salt

Metode

Få en lille skål. Tilsæt eddike, hakket hvidløg, salt og peber og rør, indtil saltet er opløst. Tilsæt olien og pisk blandingen, til den er jævn. Tilsæt tomater, ost, løg, basilikum i en stor skål og bland forsigtigt. Tilsæt dressingen og bland godt. Dæk skålen til og stil den i køleskabet i 1 til 2 timer. Rør af og til. Serveres koldt.

God fornøjelse!

Krydret zucchinisalat

ingredienser

1½ spsk. sesamfrø

¼ kop hønsebouillon

3 spsk. Misopasta

2 spsk. Soya sovs

1 spiseskefuld. Riseddike

1 spiseskefuld. Limesaft

½ tsk. Thai chilisauce

2 tsk. brunt sukker

½ kop hakkede grønne løg

¼ kop hakket koriander

6 courgetter i julien

2 plader Nori skåret i tynde skiver

2 spsk. flagede mandler

Metode

Kom sesamfrøene i en gryde og sæt det over middel varme. Kog i 5 minutter. Rør løbende. Rist let. Kom kyllingebouillon, sojasauce, misopasta, riseddike, limesaft, brun farin, chilisauce, grønne løg og koriander i en skål og blend. Bland zucchini og dressing i en stor salatskål for at dresse dem jævnt. Pynt zucchinien med ristede sesamfrø, mandler og nori. Server straks.

God fornøjelse!

Tomat og asparges salat

ingredienser

1 pund friske asparges, skåret i 1-tommers stykker

4 tomater, skåret i tern

3 kopper friske svampe, skåret i skiver

1 grøn peber, skåret i julienne strimler

¼ kop vegetabilsk olie

2 spsk. æble cider eddike

1 hakket fed hvidløg

1 teskefuld. Tørrede bynkeblade

teskefuld. Chili sauce

teskefuld. salt

teskefuld. Peber

Metode

Tag en lille mængde vand i en stegepande og kog aspargesene, indtil de er sprøde og møre, cirka 4 til 5 minutter. Dræn det og hold det til side. I en stor salatskål kombineres svampene med tomater og grøn peber. Bland de øvrige resterende ingredienser i en anden skål. Bland grøntsagsblandingen med saucen. Bland godt og dæk til og stil på køl i 2 til 3 timer. Tjene.

God fornøjelse!

Agurkesalat med mynte, løg og tomat

ingredienser

2 agurker, halveret på langs, kernet ud og skåret i skiver

2/3 kop grofthakket rødløg

3 tomater, udkernede og hakkede groft

½ kop hakkede friske mynteblade

1/3 kop rødvinseddike

1 spiseskefuld. kaloriefri granuleret sødestof

1 teskefuld. salt

3 spsk. Olivenolie

En knivspids peber

Salt efter smag

Metode

Kombiner agurker, granuleret sødemiddel, eddike og salt i en stor skål. Lad det trække. Den skal stå ved stuetemperatur i mindst 1 time for at marinere. Rør fra tid til anden blandingen. Sæt tomater, løg, hakket frisk mynte. Støb godt. Tilsæt olien til agurkeblandingen. Kast for at belægge jævnt. Tilsæt salt og peber efter smag. Serveres koldt.

God fornøjelse!

Adas salatas

(tyrkisk linsesalat)

Ingredienser:

2 kopper linser, rensede

4 kopper vand

kop olivenolie

1 løg, skåret i skiver

2-3 fed hvidløg, skåret i skiver

2 tsk. Spidskommen pulver

1-2 citroner, kun juice

1 bundt Persille, skåret i skiver

Salt og øg efter smag

2 tomater, skåret i tern (valgfrit)

2 æg, hårdkogte og skåret i tern (valgfrit)

Sorte oliven, valgfri

¼ kop fetamælk, valgfri, smuldret eller skåret i skiver

Metode

Tilsæt bønner og vand i en stor gryde og kog over medium-høj varme. Sænk varmen, fastgør og gør klar til den er klar. Lad være med at koge for meget. Dræn og vask med koldt vand. Varm olivenolien i en gryde ved middel varme. Tilsæt rødløget og svits det til det er lige gennemsigtigt. Tilsæt hvidløgsfed og spidskommen og svits i yderligere 1 til 2 minutter. Læg bønnerne i en stor tallerken og tilsæt rødløg, tomater og æg. Bland citronsaft, persille, boost og salt. Server frisk toppet med ost.

God fornøjelse!

Ajvar

Ingredienser:

3 mellemstore auberginer, halveret, på langs

6-8 søde røde peberfrugter

½ kop olivenolie

3 spsk. Friskfyldt ren fyldt eddike eller appelsinjuice

2-3 fed hvidløg, skåret i skiver

Salt og øg efter smag

Metode

Forvarm ovnen til 475 grader F. Placer auberginerne med skæresiden nedad på en grundigt olieret bageplade og bag indtil stilarterne er sorte og auberginerne er færdige, cirka 20 minutter. Overfør til en stor tallerken og damp låget i et par minutter. Læg de søde peberfrugter på bagepladen og bag dem, vend, indtil skindet er sort og peberfrugterne bløde, cirka 20 minutter mere. Overfør til en anden tallerken og damp låget i et par minutter. Når de rensede grøntsager er afkølet, skal du fjerne auberginemassen i en stor tallerken eller røremaskine og kassere resten af delene. Skær de søde peberfrugter og kom dem i auberginerne. Brug en kartoffelmoser til at mos aubergine og peberfrugt sammen, indtil det er glat, men stadig lidt grimt. Hvis du bruger en mixer, piskes kombinationen til den ønskede tekstur i stedet.

God fornøjelse!

Bakdoonsiyyeh salat

Ingredienser:

2 bundter italiensk persille, skåret i skiver

Tahini kop

¼ kop citronsaft

Salt efter smag

vandfald

Metode

Pisk tahinen, skrub frisk appelsinjuice og salt sammen i en skål, indtil den er glat. Tilsæt en spsk. eller to vand lige nok til at lave en tyk dressing. Smag til efter smag. Tilsæt den hakkede persille og bland. Server straks.

God fornøjelse!

Rellen salat

Ingredienser:

2 lbs. Gul, Yukon Gold selleri

½ kop olie

¼ kop friskfyldt lime- eller appelsinjuice ren

2-3 amarillo chili sted, valgfrit

Salt og øg efter smag

2 kopper fyld

2-3 kogte æg, skåret i skiver

6-8 udstenede sorte oliven

Metode:

Kom sellerien i en gryde med rigeligt saltet vand. Varm op til kog og kog sellerien, indtil den er blød og stivnet. Hold til side. Purér sellerien gennem en kartoffelmoser eller mos med en kartoffelmoser, indtil den er glat. Rør olien i, øg (hvis du bruger), calciummineral eller ren frisk appelsinjuice og salt efter smag. Beklæd en lasagnepande. Fordel 50 % af sellerien på bunden af tallerkenen og jævn. Fordel dit yndlingsfyld på samme måde over sellerien. Fordel den resterende selleri over fyldet på samme måde. Læg en tilbudstallerken på hovedet oven på causa-pladen. Brug begge hænder til at vende tallerken til tallerken, og tab årsagen på pladen. Pynt sagen dekorativt med det hårdkogte æg og oliven og, hvis du har lyst, et krydderi.

God fornøjelse!

Curtido salat

Ingredienser:

½ kålhoved

1 gulerod, skrællet og revet

1 kop bønner

4 kopper kogende vand

3 hakkede forårsløg

½ kop hvid æblecidereddike

½ kop vand

1 jalapeno eller serrano peber boost

½ tsk. salt

Metode

Anret grøntsagerne og bønnerne i et stort varmefast fad. Tilsæt mousserende vand til fadet, så det dækker grøntsagerne og bønnerne, og stil til side i cirka 5 minutter. Dræn i et dørslag, og pres så meget væske ud som muligt. Kom grøntsagerne og bønnerne tilbage på tallerkenen og bland med resten af elementerne. Lad stivne i køleskabet i et par timer. Serveres koldt.

God fornøjelse!

Gado Gado salat

ingredienser

1 kop grønne bønner, kogt

2 gulerødder, skrællet og skåret i skiver

1 kop grønne bønner, skåret i 2-tommer længder, dampet

2 Kartofler, skrællet, kogt og skåret i skiver

2 kopper romainesalat

1 Agurker, skrællet, skåret i ringe

2-3 tomater, skåret i tern

2-3 hårdkogte æg, skåret i tern

10-12 Krupuk, rejekiks

jordnøddesauce

Metode

Bland alle ingredienserne, undtagen romainesalaten, og bland godt. Anret salaten på en bund af romainesalat.

God fornøjelse!

Hobak Namulu

ingredienser

3 Hobak eller zucchini squash, skåret i halvmåner

2-3 fed hvidløg, hakket

1 teskefuld. sukker

salt

3 spsk. Soja marinade

2 spsk. Brændt sesamolie

Metode

Bring en gryde med vand til at dampe over medium-høj varme. Tilsæt crush og kog i cirka 1 minut. Dræn og vask med koldt vand. Dræn igen. Bland alle ingredienser og bland godt. Serveres varm med et udvalg af japanske tilbehør og et hovedmåltid.

God fornøjelse!

Horiatiki salat

ingredienser

3-4 tomater udskæres og hakkes

1 agurk, skrællet, fjernet kerner og hakket

1 rødløg, skåret i skiver

½ kop Kalamata oliven

½ kop fetaost, hakket eller smuldret

½ kop olivenolie

kop æblecidereddike

1-2 fed hvidløg, hakket

1 teskefuld. Origan

Salt og smag til

Metode

Kombiner de friske grøntsager, oliven og mejeriprodukter i en enorm, ikke-reaktiv skål. I en anden ret blandes olivenolie, æblecidereddike, hvidløgsfed, oregano, smag til og salt. Hæld dressingen i fadet med de friske grøntsager og bland. Stil til side til marinering i en halv time og server varm.

God fornøjelse!

Waldorf kyllingesalat

Ingredienser:

Salt og peber

4,6 til 8 ounce udbenet og hudfri fjerkræbryst, ikke større end 1 tomme, tunge, trimmede

½ kop mayonnaise

2 spsk. citronsaft

1 teskefuld. Dijon sennep

½ tsk. malede fennikelfrø

2 selleri ribben, hakket

1 skalotteløg, hakket

1 Granny Smith skrællet, udkernet, halveret og skåret i 1-tommers stykker

1/2 kop valnødder, hakket

1 spiseskefuld. frisk estragon i skiver

1 teskefuld. hakket frisk timian

Metode

Opløs 2 spsk. salt i 6 kopper koldt vand i en gryde. Dyp fjerkræet i vand. Varm gryden op over varmt vand op til 170 grader Celsius. Sluk for varmen og lad det hvile i 15 minutter. Læg fjerkræet tilbage på en tallerken beklædt med køkkenrulle. Stil det på køl, indtil fjerkræet er koldt, cirka en halv time. Mens fjerkræet afkøles, blandes mayonnaise, citronsaft, sennep, stødt fennikel og ¼ tsk. hæve sammen i et stort fad. Dup fjerkræet tørt med svampe og skær det i halv tomme stykker. Kom fjerkræet tilbage i fadet med mayonnaiseblandingen. Tilsæt havregryn, skalotteløg, æblejuice, valnødder, estragon og timian; smid for at blande. Smag til med boosten og tilsæt salt efter smag. Tjene.

God fornøjelse!

Linsesalat med oliven og feta

Ingredienser:

1 kop bønner, plukket og skyllet

Salt og peber

6 kopper vand

2 kopper fjerkræbouillon med lavt natriumindhold

5 fed hvidløg, knust let og pillet

1 laurbærblad

5 spsk. ekstra jomfru oliven olie

3 spsk. Hvidvinseddike

½ kop groft skåret teksturerede Kalamata-oliven

½ kop fint resultat frisk, hakket

1 stor skalotteløg, hakket

kop smuldret feta

Metode

Udblød bønner i 4 kopper varmt vand med 1 tsk. salt i den. Dræn godt af. Kombiner bønnerne, det resterende vand, bouillon, hvidløg, laurbærblad og salt i en gryde, og kog indtil bønnerne er bløde. Dræn og kassér hvidløg og laurbærblade. I en skål kombineres med resten af ingredienserne og blandes godt. Serveres pyntet med lidt fetaost.

God fornøjelse!

Thai grillet oksekød salat

Ingredienser:

1 teskefuld. paprika

1 teskefuld. paprika pift peber op

1 spiseskefuld. hvide ris

3 spsk. calcium mineraljuice, 2 limefrugter

2 spsk. fiskesovs

2 spsk. vandfald

½ tsk. sukker

1,1 1/2 pund flankemel, hakket

Salt og hvid boost, groft formalet

4 skalotteløg, skåret i tynde skiver

1 1/2 kopper frisk resulterer i, revet

1 1/2 dl friske korianderblade

1 Thai Chile, stilket og skåret i tynde skiver

1 engelsk agurk uden frø, skåret i skiver 1/4-tommer bred tung på skævheden

Metode

Grill flankemåltiderne ved høj varme, indtil de er gennemstegte. Sæt til side for at hvile. Skær i mundrette stykker. Bland alle ingredienserne i en skål og bland godt, indtil det er blandet. Server straks.

God fornøjelse!

Amerikansk salat

ingredienser

1 lille rødkålshoved, strimlet

1 stor gulerod, revet

1 æble, udkernet og hakket

Saft af mindst 50% Key lime

25 hvide kerneløse druer, skåret i skiver

1/2 kop valnødder, hakket

3/4 kop rosiner, gyldne rosiner ser bedst ud, men jeg foretrækker den almindelige for smagen

1/2 hvidløg, hakket

4 spsk. mayonnaise

Metode

Tilføj alle varer til et stort fad i den angivne rækkefølge. Bland godt efter tilsætning af limesaft til alt indhold.

God fornøjelse!

Kyllingesalat Special

ingredienser

1 ½ kropsvægt tyndt skåret fjerkræ forskellige fødevarer, koteletter

2 spsk. vegetabilsk olie

Grillplan, anbefalet: McCormicks BBQ Grill Mates Montreal-måltidskrydderi eller rå sodavand og peber

3 runde skeer. stort jordnøddesmør

3 spsk. sort sojakrydderi

1/4 kop af enhver frugtjuice

2 tsk. varme krydderier

1 citron

1/4 kop agurk uden kerner, skåret i stave

1 kop gulerødder i tern

2 kopper hakkede salatblade

4 sprøde boller, keiser eller højtalere, delt

Metode

Varm en grillpande eller stor non-stick pakke op. Dæk fjerkræet med olien og planlæg grillen og steg 3 minutter på hver side i 2 omgange.

Læg jordnøddesmørret i et mikroovnssikkert fad og blød i mikrobølgeovnen på fuld kraft i cirka 20 sekunder. Bland soja, frugtsaft, varme krydderier og citronsaft i jordnøddesmørret. Smid fjerkræ med satay-krydderi. Bland de friskskårne grøntsager i. Læg 1/4 af de friske grøntsager på sandwichbrødet og top med 1/4 af satay-fjerkræblandingen. Sæt toppen af sandwichene og byd eller pak ind til rejsen.

God fornøjelse!

Cleopatra kyllingesalat

ingredienser

1½ kyllingebryst

2 spsk. ekstra jomfru oliven olie

1/4 tsk. knuste røde boostflager

4 knuste fed hvidløg

1/2 glas tør hvidvin

1/2 appelsin, presset

En håndfuld skåret fladbladpersille

Groft natrium og sort peber

Metode

Opvarm en stor non-stick pakke på komfuret. Tilsæt ekstra jomfruolivenolie og varm op. Tilsæt presset stød, knuste hvidløgsfed og kyllingebryst. Sauter kyllingebrystene, indtil de er brune på alle sider, cirka 5 til 6 minutter. Lad væsken og det møre koge igennem, cirka 3 til 4 minutter længere, og tag derefter gryden af varmen. Pres friskpresset limesaft over fjerkræ og server med en klat persille og salt efter smag. Server straks.

God fornøjelse!

Thai-vietnamesisk salat

ingredienser

3 latinske salat, hakket

2 kopper friske grøntsagsfrøplanter, enhver sort

1 kop daikon eller rød radise skåret til perfektion

2 kopper ærter

8 skalotteløg, skåret i skiver

½ agurk uden kerner, halveret på langs

1 pint gule eller røde vintomater

1 rødløg, skåret i kvarte og skåret perfekt

1 udvalg af fremragende resultater frisk i, trimmet

1 udvalg af frisk basilikum, trimmet

Pak 2,2-ounce varer med skivede valnødder, som kan findes på madlavningsgangen

8 stykker mandel- eller anisristet brød, skåret i 1-tommers stykker

1/4 kop tamari sort sojasovs

2 spsk. vegetabilsk olie

4 til 8 tynde skiver fjerkræ koteletter, afhængig af størrelse

Salt og frisk flad sort peber

1 lb. mahi mahi

1 moden lime

Metode

Bland alle ingredienser i en stor skål og server afkølet.

God fornøjelse!

julesalat

ingredienser

Non-stick spray til madlavning

2 spsk. nøddesirup

2 spsk. brunt sukker

2 spsk. æble cider

1 lb. skinkemel, fuldt tilberedt, store terninger

1/2 lb. korn pr. sløjfe, kogt

3 spsk. lækre skåret cornichoner

Salat Bibb

½ kop hakket rødløg

1 kop gulda i små tern

3 spsk. hakkede friske persilleblade

Vinaigrette, følger formlen

Økologiske marinerede bønner:

1 lb. ærter, afskallet, skåret i tredjedele

1 teskefuld. hakket hvidløg

1 teskefuld. røde boostflager

2 tsk. ekstra jomfru oliven olie

1 teskefuld. Hvid eddike

Knivspids salt

sort peber

Metode

Forvarm komfuret til 350 grader F. Påfør nonstick madlavningsspray på en bageplade. Bland nøddesiruppen, brunlig glukose og æblecider i et mellemstort fad. Tilsæt skinken og bland godt. Læg skinkeblandingen på bagepladen og kog indtil den er gennemvarmet og skinken får farve, cirka 20 til 25 minutter. Tag ud af ovnen og stil til side.

Tilsæt hvede, cornichoner og persille til fadet med vinaigretten og rør til det er dækket. Beklæd en stor tallerken med Bibb-salat og tilsæt grynene. Arranger rødløg, Gouda, syltede ærter og færdig skinke i rækker oven på kornet. Tjene.

God fornøjelse!

Grøn kartoffelsalat

ingredienser

7 til 8 skalotteløg, renset, tørret og skåret i stykker, grønne og hvide dele

1 lille udvalg purløg, skåret i skiver

1 teskefuld. Kosher salt

Friskkværnet hvid peber

2 spsk. vandfald

8 spsk. ekstra jomfru oliven olie

2 røde selleri bliss efter kropsvægt, vasket

3 laurbærblade

6 spsk. sort eddike

2 skalotteløg, pillede, delt i kvarte på langs, i tynde skiver

2 spsk. glat dijonsennep

1 spiseskefuld. kapers i skiver

1 teskefuld. kapers væske

1 bundt estragon, hakket

Metode

I en blender blendes skalotteløg og purløg sammen. Juster salt efter smag. Tilsæt vand og blend. Hæld 5 spsk. af den ekstra jomfru olivenolie gennem toppen af røremaskinen i en langsomt og blend indtil glat. Bring sellerien i kog i en gryde med vand, sænk varmen og kog op. Krydr vandet med en knivspids salt og tilsæt laurbærbladene. Svits sellerien, indtil den er mør, når den er gennemboret med spidsen af et blad, cirka 20 minutter.

I et fad, der er stort nok til at rumme sellerien, røres sort eddike, skalotteløg, sennep, kapers og estragon sammen. Tilsæt den resterende ekstra jomfru olivenolie. Dræn sellerien og fjern laurbærbladene.

Anret sellerien på tallerkenen og hak den forsigtigt med tænderne på en gaffel. Krydr forsigtigt med boost og natrium og bland dem godt. Afslut med at tilsætte blandingen af skalotteløg og ekstra jomfruolivenolie. Bland godt. Holdes varm ved 70 grader indtil servering.

God fornøjelse!

Majs salat

ingredienser

3 kolber sukkermajs

1/2 kop hakkede løg

1/2 kop skåret peberfrugt

1/2 kop skivede tomater

Salt, efter smag

Til salatdressingen

2 spsk. Olivenolie

2 spsk. Citronsaft

2 tsk. Chili pulver

Metode

Majskolberne skal ristes ved middel varme, indtil de er let svitsede. Efter at have stegt dem, fjernes kernerne fra kolberne ved hjælp af en kniv. Tag nu en skål og bland korn, hakkede løg, peberfrugt og tomater med saltet og stil så skålen til side. Forbered nu salatdressingen ved at blande olivenolie, citronsaft og chilipulver og lad derefter køle af. Før servering hældes dressingen over salaten og serveres.

God fornøjelse!

Kål og vindruesalat

ingredienser

2 kål, revet

2 kopper halverede grønne druer

1/2 kop finthakket koriander

2 grønne chili, hakket

Olivenolie

2 spsk. Citronsaft

2 tsk. Flormelis

Salt og peber efter smag

Metode

For at forberede salatdressingen, tag olivenolie, citronsaft med sukker, salt og peber i en skål og bland dem godt og sæt dem derefter i køleskabet. Tag nu resten af ingredienserne i en anden skål, bland godt og hold til side. Inden salaten serveres tilsættes den afkølede salatdressing og blandes forsigtigt.

God fornøjelse!

Citrus salat

ingredienser

1 kop fuldkornspasta, kogt

1/2 kop skåret peberfrugt

1/2 kop gulerødder, blancheret og hakket

1 grønt løg, hakket

1/2 kop appelsiner, skåret i tern

1/2 kop søde limebåde

1 kop bønnespirer

1 kop fedtfattig ostemasse

2-3 spsk. af mynteblade

1 teskefuld. Sennepspulver

2 spsk. Flormelis

Salt, efter smag

Metode

For at forberede dressingen, tilsæt ostemasse, mynteblade, sennepspulver, sukker og salt i en skål og bland godt, indtil sukkeret er opløst. Bland resten af ingredienserne i en anden skål og stil derefter til side til hvile. Før servering tilsættes dressingen til salaten og serveres kold.

God fornøjelse!

Frugt og salat salat

ingredienser

2-3 salatblade, hakket

1 papaya, hakket

½ kop druer

2 appelsiner

½ kop jordbær

1 vandmelon

2 spsk. Citronsaft

1 spiseskefuld. Honning

1 teskefuld. Chiliflager

Metode

Tag citronsaft, honning og rød peberflager i en skål og bland dem godt og hold så til side. Tag nu resten af ingredienserne i en anden skål og bland godt. Før servering tilsættes dressingen til salaten og serveres med det samme.

God fornøjelse!

Æble og salat salat

ingredienser

1/2 kop melonpuré

1 teskefuld. Spidskommen frø, ristet

1 teskefuld. Koriander

Salt og peber efter smag

2-3 salat, skåret i stykker

1 kål, revet

1 gulerod, revet

1 peberfrugt skåret i tern

2 spsk. Citronsaft

½ kop vindruer, hakket

2 æbler, hakkede

2 grønne løg, hakket

Metode

Tag kål, salat, revet gulerødder og peberfrugt i en gryde og dæk dem med koldt vand og bring dem i kog og kog dem til de er gennemstegte og sprøde, det kan tage op til 30 minutter. På dette tidspunkt skal du dræne dem og binde dem i et klæde og sætte dem i køleskabet. Nu skal æblerne tages med citronsaft i en skål og opbevares i køleskabet. Tag nu resten af ingredienserne i en skål og bland dem godt. Server salaten med det samme.

God fornøjelse!

Bønne- og pebersalat

ingredienser

1 kop pinto bønner, kogt

1 kop kikærter, udblødt og kogt

Olivenolie

2 løg, hakket

1 teskefuld. Koriander, hakket

1 peberfrugt

2 spsk. Citronsaft

1 teskefuld. Chili pulver

salt

Metode

Spid peberfrugterne med en gaffel og pensl dem derefter med olie og rist dem derefter ved svag varme. På dette tidspunkt nedsænkes peberfrugterne i koldt vand, hvorefter det brændte skind fjernes og derefter skæres i skiver. Tilsæt resten af ingredienserne til peberfrugten og bland derefter godt. Lad den køle af i en time eller mere inden servering.

God fornøjelse!!

Gulerods- og daddelsalat

ingredienser

1 1/2 dl gulerod, revet

1 hoved salat

2 spsk. af ristede og hakkede mandler

Honning og citrondressing

Metode

Tag de revne gulerødder i en gryde med koldt vand og hold dem i cirka 10 minutter, og dræn dem derefter. Nu skal det samme gentages med salathovedet. Tag nu gulerødder og salat med de øvrige ingredienser i en skål og sæt det på køl inden servering. Server salaten og drys den med de ristede og hakkede mandler.

God fornøjelse!!

Cremet pebersalatdressing

ingredienser

2 kopper mayonnaise

1/2 kop mælk

vandfald

2 spsk. æble cider eddike

2 spsk. Citronsaft

2 spsk. parmesan ost

salt

Et skvæt chilisauce

Et skvæt Worcestershire sauce

Metode

Tag en stor skål, saml alle ingredienserne indeni og bland dem godt, så der ikke er klumper. Når blandingen har opnået den ønskede cremede konsistens, hældes den i din friske frugt- og grøntsagssalat og så er salaten med salatdressingen klar til at blive serveret. Denne cremede, syrlige pebernøddesmag serveres ikke kun smukt med salater, men kan også serveres med kylling, burgere og sandwich.

God fornøjelse!

Hawaii salat

ingredienser

Til appelsindressingen

En ske. af majsmel

Om en kop græskarappelsin

1/2 kop appelsinjuice

Kanelpulver

til salaten

5-6 salatblade

1 ananas, skåret i tern

2 bananer, skåret i stykker

1 agurk, skåret i tern

2 tomater

2 appelsiner, skåret i tern

4 sorte dadler

Salt, efter smag

Metode

For at lave salatdressingen, tag en skål og rør majsstivelsen i appelsinjuicen, tilsæt derefter appelsinsquashen i skålen og kog indtil dressingens konsistens tykner. Tilsæt derefter malet kanel og chilipulver til skålen og stil det på køl i et par timer. Forbered derefter salaten, tag salatbladene i en skål og dæk den med vand i cirka 15 minutter. Nu lægges de snittede tomater i en skål med ananasstykkerne, æblet, bananen, agurken og appelsinbådene deri med salt efter smag og bland godt. Tilføj det nu til salatbladene og hæld derefter den afkølede dressing over salaten, inden servering.

God fornøjelse!!

Karry kyllingesalat

ingredienser

2 udbenet, skindfri kyllingebryst, kogt og halveret

3 - 4 stilke selleri, hakket

1/2 kop mayonnaise, lavt fedtindhold

2-3 tsk. af karrypulver

Metode

Tag de udbenede, skindfri kyllingebryst kogt med resten af ingredienserne, selleri, fedtfattig mayonnaise, karrypulver i en mellemstor skål og bland dem godt. Så denne lækre og nemme opskrift er klar til at blive serveret. Denne salat kan bruges som sandwichfyld med salat ovenpå brød.

God fornøjelse!!

Spinat og jordbær salat

ingredienser

2 tsk. sesamfrø

2 tsk. Birkes

2 tsk. hvidt sukker

Olivenolie

2 tsk. Paprika

2 tsk. Hvid eddike

2 tsk. Worcestershire sauce

Hakket løg

Spinat, vasket og skåret i stykker

En fjerdedel af jordbær, skåret i stykker

Mindre end en kop mandler, forsølvet og blancheret

Metode

Få en mellemstor skål; bland valmuefrø, sesamfrø, sukker, olivenolie, eddike og paprika sammen med Worcestershire sauce og løg. Bland dem godt og dæk dem til og frys dem derefter i mindst en time. Tag en anden skål og bland spinat, jordbær og mandler sammen, hæld derefter urteblandingen over og stil derefter salaten på køl inden servering i mindst 15 minutter.

God fornøjelse!

Restaurant salat

ingredienser

En 16-ounce pose coleslawblanding

1 løg, i tern

Mindre end en kop cremet salatdressing

Vegetabilsk olie

1/2 kop hvidt sukker

salt

Birkes

Hvid eddike

Metode

Få en stor skål; rør coleslawblandingen og løgene sammen. Tag nu en anden skål og bland salatdressingen, vegetabilsk olie, eddike, sukker, salt og valmuefrø sammen. Når du har blandet dem godt, kombineres blandingen med coleslawblandingen og dækkes godt. Inden du serverer den lækre salat, skal du sætte den i køleskabet i mindst en time eller to.

God fornøjelse!

Klassisk makaroni salat

ingredienser

4 kopper albuemakaroni, ukogte

1 kop mayonnaise

Mindre end en kop destilleret hvid eddike

1 kop hvidt sukker

1 teskefuld. Sennep

salt

Sort peber, stødt

Et stort løg, finthakket

Omkring en kop gulerødder, revet

2-3 stilke selleri

2 peberfrugter, hakket

Metode

Tag en stor gryde og kom saltet vand heri og bring det i kog, tilsæt makaroni og lad dem koge og lad dem køle af i cirka 10 minutter og dræn dem derefter. Tag nu en stor skål og tilsæt eddike, mayonnaise, sukker, eddike, sennep, salt og peber og bland godt. Når det er godt blandet, tilsæt selleri, grønne peberfrugter, allehånde peberfrugter, gulerødder og makaroni og bland godt igen. Efter at have blandet alle ingredienserne godt sammen, lad den stå i køleskabet i mindst 4-5 timer, inden du serverer den lækre salat.

God fornøjelse!

Roquefort pæresalat

ingredienser

Salat, skåret i stykker

Ca 3-4 pærer, skrællet og hakket

En dåse Roquefort ost, revet eller smuldret

Grønne løg, skåret i skiver

Omkring en kop hvidt sukker

1/2 dåse pekannødder

Olivenolie

2 tsk. rødvinseddike

Sennep, efter smag

Et fed hvidløg

Salt og sort peber efter smag

Metode

Tag en pande og opvarm olien over middel varme, bland derefter sukkeret med pekannødderne og bliv ved med at røre, indtil sukkeret er opløst og pekannødderne er karamelliseret, lad dem derefter køle af. Tag nu en anden skål og tilsæt olie, eddike, sukker, sennep, hvidløg, salt og sort peber og blend godt. Bland nu salat, pærer og blåskimmelost, avocado og grønne løg i en skål, tilsæt derefter dressingblandingen og drys derefter de karamelliserede pekannødder på og server.

God fornøjelse!!

Barbie tun salat

ingredienser

En dåse albacore tun

½ kop mayonnaise

En ske. af parmesanost

Sød pickle efter smag

Løgflager, efter smag

Karrypulver, efter smag

Tørret persille efter smag

Dildukrudt, tørret, efter smag

Hvidløgspulver, efter smag

Metode

Tag en skål og tilsæt alle ingredienserne og bland godt. Lad dem køle af i en time inden servering.

God fornøjelse!!

Ferie kylling salat

ingredienser

1 lb kylling, kogt

En kop mayonnaise

En teskefuld. af paprika

Omkring to kopper tørrede tranebær

2 grønne løg, finthakket

2 grønne peberfrugter, hakket

En kop pekannødder, hakkede

Salt og sort peber efter smag

Metode

Tag en mellemstor skål, bland mayonnaise, paprika og krydr dem efter smag og juster salt om nødvendigt. Tag nu tranebær, selleri, peberfrugt, løg og nødder og bland dem godt. På dette tidspunkt tilsættes den kogte kylling og blandes derefter godt igen. Krydr dem efter smag og tilsæt så evt. kværnet sort peber. Lad den køle af i mindst en time inden servering.

God fornøjelse!!

Mexicansk bønnesalat

ingredienser

En dåse sorte bønner

En dåse røde bønner

En dåse cannellini bønner

2 grønne peberfrugter, hakket

2 røde peberfrugter

En pakke frosne majskerner

1 rødløg, finthakket

Olivenolie

1 spiseskefuld. rødvinseddike

½ kop citronsaft

salt

1 hvidløg, knust

1 spiseskefuld. koriander

1 teskefuld. Spidskommen, malet

sort peber

1 teskefuld. Krydret sauce

1 teskefuld. Chili pulver

Metode

Tag en skål og bland bønner, peberfrugt, frosne majs og rødløg sammen. Tag nu en anden lille skål, bland olie, rødvinseddike, citronsaft, koriander, spidskommen, sort peber og smag derefter til og tilsæt varm sauce med chili i støv. Hæld dressingen i og bland godt. Inden servering, lad dem køle af i cirka en time eller to.

God fornøjelse!!

Bacon Ranch Pasta Salat

ingredienser

En krukke ukogte tricolor rotini

9-10 skiver bacon

En kop mayonnaise

Blanding af salatdressing

1 teskefuld. Hvidløgs pulver

1 teskefuld. peber hvidløg

1/2 kop mælk

1 tomat, hakket

En dåse sorte oliven

En kop cheddarost, revet

Metode

Kom lidt saltet vand i en gryde og bring det i kog. Kog pastaen, indtil den er blød i cirka 8 minutter. På dette tidspunkt, tag en pande og opvarm olien i en pande og kog baconen og når den er kogt, dræn den og hak den derefter. Tag en anden skål og tilsæt de øvrige ingredienser og tilsæt det så til pastaen og baconen. Server blandet ordentligt.

God fornøjelse!!

Rød kartoffelsalat

ingredienser

4 nye røde kartofler, renset og vasket

2 æg

Et kilo bacon

Løg, finthakket

En stilk selleri, hakket

Cirka 2 kopper mayonnaise

Salt og peber efter smag

Metode

Kom lidt saltet vand i en gryde og bring det i kog, tilsæt så de nye kartofler og kog dem i cirka 15 minutter, til de er møre. Dræn derefter kartoflerne og lad dem køle af. Tag nu æggene i en gryde og dæk den med koldt vand og bring så vandet i kog og tag så gryden af varmen og hold det så til side. På dette tidspunkt koges baconen, drænes den og stilles til side. På dette tidspunkt tilsættes ingredienserne med kartoflerne og bacon og bland godt. Afkøl og server.

God fornøjelse!!

Sorte bønnesalat og couscous

ingredienser

En kop couscous, rå

Omkring to kopper hønsebouillon

Olivenolie

2-3 spsk. Limesaft

2-3 spsk. rødvinseddike

Spidskommen

2 grønne løg, hakket

1 rød peberfrugt, hakket

Koriander, friskhakket

En kop frosne majskerner

To dåser sorte bønner

Salt og peber efter smag

Metode

Kog hønsebouillonen op og rør derefter couscousen i, og kog den ved at dække gryden og lad den så stå til side. Bland nu olivenolie, limesaft, eddike og spidskommen, og tilsæt derefter løg, peber, koriander, majs, bønner og frakke. Bland på dette tidspunkt alle ingredienserne og lad det derefter køle af i et par timer før servering.

God fornøjelse!!

Græsk græsk kyllingesalat

ingredienser

2 kopper kyllingekød, kogt

1/2 kop gulerødder, skåret i skiver

1/2 kop agurk

Omkring en kop sorte oliven, hakket

Om en kop fetaost, revet eller smuldret

Italiensk salatdressing

Metode

Tag en stor skål, tag den kogte kylling, gulerødder, agurk, oliven og ost og bland godt. Tilsæt nu salatdressingen og bland godt igen. Stil nu skålen på køl, dæk den. Server når den er kold.

God fornøjelse!!

Fancy kyllingesalat

ingredienser

½ kop mayonnaise

2 spsk. æble cider eddike

1 hvidløg, hakket

1 teskefuld. Frisk dild, finthakket

Et pund kogt udbenet kyllingebryst uden skind

½ kop fetaost, revet

1 rød peberfrugt

Metode

Mayonnaise, eddike, hvidløg og dild skal blandes godt og opbevares i køleskabet i mindst 6-7 timer eller natten over. Nu skal kyllingen, peberfrugten og osten blandes med det og så lade det køle af i et par timer og server derefter den sunde lækre salatopskrift.

God fornøjelse!!

Frugtig karry kyllingesalat

ingredienser

4-5 kyllingebryst, kogte

En stilk selleri, hakket

Grønne løg

Om en kop gyldne rosiner

Æble, skrællet og skåret i skiver

Pekannødder, ristede

Grønne druer, frøet og halveret

karry pulver

En kop fedtfattig mayonnaise

Metode

Tag en stor skål og tag alle ingredienserne, såsom selleri, løg, rosiner, æbler i skiver, ristede pekannødder, grønne vindruer uden kerner med karry og mayonnaise og bland dem godt. Når de er blandet godt sammen, lad dem hvile et par minutter og server derefter den lækre og sunde kyllingesalat.

God fornøjelse!!

Vidunderlig karry kyllingesalat

ingredienser

Cirka 4-5 skindfri, udbenet kyllingebryst, halveret

En kop mayonnaise

Om en kop chutney

En teskefuld. af karrypulver

Omkring en teskefuld. af peber

Pekannødder, ca. en kop, hakkede

En kop druer, udsået og halveret

1/2 kop løg, finthakket

Metode

Tag en stor pande, kog kyllingebrystene i cirka 10 minutter og når de er stegte rives de i stykker ved hjælp af en gaffel. Dræn dem derefter og lad dem køle af. Tag nu en anden skål og tilsæt mayonnaise, chutney, karry og peber og bland derefter sammen. Rør derefter de kogte og strimlede kyllingebryst i blandingen og rør derefter pekannødder, karry og peber i. Inden servering stilles salaten på køl i et par timer. Denne salat er et godt valg til burgere og sandwich.

God fornøjelse!

Krydret gulerodssalat

ingredienser

2 gulerødder, hakket

1 hvidløg, hakket

Omkring en kop vand 2-3 spsk. Citronsaft

Olivenolie

Salt, efter smag

Peber, efter smag

chilipeber stykker

Persille, frisk og hakket

Metode

Tag gulerødderne i mikroovnen og kog dem i et par minutter med hakket hvidløg og vand. Tag den ud af mikrobølgeovnen, når guleroden er kogt og blød. Dræn derefter gulerødderne og stil dem til side. Nu skal citronsaft, olivenolie, peberflager, salt og persille tilsættes i skålen med gulerødder og blandes godt. Lad stå på køl et par timer og så er den lækre krydrede salat klar til servering.

God fornøjelse!!

Asiatisk æblesalat

ingredienser

2-3 tsk. Riseddike 2-3 spsk. Limesaft

Salt, efter smag

sukker

1 teskefuld. Fiskesovs

1 jicama julienned

1 æble, hakket

2 forårsløg, finthakket

mynte

Metode

Riseddike, salt, sukker, limesaft og fiskesauce blandes godt i en mellemstor skål. Når de er godt blandet, smides de juliennedede jicamas i skålen med de hakkede æbler og blandes godt. Derefter tilsættes skalotteløg og mynte og blandes. Inden du serverer salaten sammen med din sandwich eller burger, skal du lade den køle lidt af.

God fornøjelse!!

Græskar- og bygsalat

ingredienser

1 courgette

2 skalotteløg, hakket

1 gul squash

Olivenolie

En dåse kogt kogt byg

dild

Persille

½ kop gedeost, revet

Peber og salt efter smag

Metode

Courgetterne, den hakkede skalotteløg med den gule squash brunes i olivenolie ved middel varme. De skal koges et par minutter, indtil de er bløde. Kom dem nu over i en skål og hæld den kogte byg, persille, hakket gedeost, dild, salt og peber i og bland så igen. Inden retten serveres, lad salaten køle af et par timer.

God fornøjelse!!

Salat med brøndkarse-frugt

ingredienser

1 vandmelon, skåret i tern

2 ferskner, skåret i tern

1 bundt brøndkarse

Olivenolie

½ kop citronsaft

Salt, efter smag

Peber, efter smag

Metode

Vandmelonterningerne og ferskenbådene blandes sammen med brøndkarsen i en mellemstor skål og dryppes derefter over olivenolien med limesaften. Krydr dem derefter efter smag og tilsæt eventuelt salt og peber efter smag. Når alle ingredienserne er godt blandet og blandet, skal du holde det til side eller du kan også opbevare det i køleskabet et par timer og så er den velsmagende, men sunde frugtsalat klar til at blive serveret.

God fornøjelse!!

Cæsar salat

ingredienser

3 fed hvidløg, hakket

3 ansjoser

½ kop citronsaft

1 teskefuld. Worcestershire sauce

Olivenolie

En æggeblomme

1 chef Romaine

½ kop parmesan, revet

ristet brød

Metode

Blend de hakkede hvidløgsfed med ansjoser og citronsaft, tilsæt Worcestershire-sauce, salt, peber og æggeblomme og blend igen, indtil der opnås en homogen blanding. Denne blanding skal laves ved hjælp af en blender på langsom hastighed, nu skal olivenolien tilsættes langsomt og gradvist med og så smides romainen deri. Så skal blandingen stå til side et stykke tid. Server salaten med et drys parmesan og croutoner.

God fornøjelse!!

Kylling og mango salat

ingredienser

2 kyllingebryst, udbenet, skåret i stykker

Mesclun greens

2 mango, skåret i tern

¼ kop citronsaft

1 teskefuld. Revet ingefær

2 tsk. Honning

Olivenolie

Metode

Citronsaft og honning skal piskes i en skål og tilsæt derefter revet ingefær og tilsæt også olivenolie. Efter at have blandet ingredienserne godt i skålen, holdes til side. Derefter skal kyllingen grilles og derefter have lov til at køle af, og efter den er afkølet hakkes kyllingen i bidvenlige tern. Tag derefter kyllingen op i skålen og bland den godt sammen med grøntsagerne og mangoerne. Efter at have blandet alle ingredienserne godt, hold det til side til afkøling og server derefter den lækre og interessante salat.

God fornøjelse!!

Appelsinsalat med mozzarella

ingredienser

2-3 appelsiner, skåret i skiver

Mozzarella ost

Friske basilikumblade, revet op

Olivenolie

Salt, efter smag

Peber, efter smag

Metode

Mozzarellaen og appelsinskiverne blandes sammen, med de friskhakkede basilikumblade. Efter at have blandet dem godt, dryp blandingen med olivenolie og smag til. Tilsæt derefter eventuelt salt og peber efter smag. Inden salaten serveres, skal du lade den køle et par timer, da det giver salaten de rigtige smage.

God fornøjelse!!

Tre bønnesalat

ingredienser

1/2 kop cidereddike

Omkring en kop sukker

En kop vegetabilsk olie

Salt, efter smag

½ kop grønne bønner

½ kop voksbønner

½ kop pinto bønner

2 rødløg, finthakket

Salt og peber efter smag

Persille blade

Metode

Æblecidereddiken med vegetabilsk olie, sukker og salt tages i en gryde og bringes i kog, hvorefter bønnerne tilsættes de snittede rødløg og marineres i mindst en time. Efter en times tid smages til med salt, evt. smages til med salt og peber og derefter serveres med frisk persille.

God fornøjelse!!

Tofu og misosalat

ingredienser

1 teskefuld. Ingefær, finthakket

3-4 spsk. af miso

vandfald

1 spiseskefuld. af riseddike

1 teskefuld. Soya sovs

1 teskefuld. Chilipasta

1/2 kop jordnøddeolie

En babyspinat, hakket

½ kop tofu, skåret i stykker

Metode

Den hakkede ingefær pureres med miso, vand, riseddike, sojasovs og chilipasta. Derefter skal denne blanding blandes med en halv kop jordnøddeolie. Når de er godt blandet tilsættes tofu i tern og hakket spinat. Afkøl og server.

God fornøjelse!!

Japansk radise salat

ingredienser

1 vandmelon, skåret i skiver

1 radise, skåret i skiver

1 skalotteløg

1 bundt babygrønt

Søger

1 teskefuld. Riseddike

1 teskefuld. Soya sovs

1 teskefuld. Revet ingefær

salt

sesamolie

Vegetabilsk olie

Metode

Tag vandmelon, radise med skalotteløg og grønt i en skål og stil til side. Tag nu en anden skål, tilsæt mirin, eddike, salt, revet ingefær, sojasovs med sesamolie og vegetabilsk olie og bland det godt. Når ingredienserne i skålen er godt blandet, fordeles denne blanding over skålen med vandmeloner og radiser. Så den interessante, men meget velsmagende salat er klar til at blive serveret.

God fornøjelse!!

Sydvestlig salat

ingredienser

1 kop mayonnaise

1 kop kærnemælk

1 teskefuld. Varm Worcestershire sauce

1 teskefuld. koriander

3 forårsløg

1 spiseskefuld. appelsinskræl

1 hvidløg, hakket

1 chef Romaine

1 Avocado i tern

Jicama

½ kop krydret ost, revet eller smuldret

2 appelsiner, skåret i tern

Salt, efter smag

Metode

Mayonnaisen og kærnemælken blandes med den varme Worcestershire sauce, skalotteløg, appelsinskal, koriander, hakket hvidløg og salt. Tag nu en anden skål og bland romaine, avocadoer og jicamas med appelsiner og revet ost. På dette tidspunkt hældes kærnemælkspuréen over skålen med appelsiner og stilles til side inden servering, for at få den rigtige smag af salaten.

God fornøjelse!!

Caprese salat med pasta

ingredienser

1 æske Fusilli

1 kop mozzarella i tern

2 tomater, udkernede og hakkede

Friske basilikumblade

¼ kop pinjekerner, ristede

1 hvidløg, hakket

Salt og peber efter smag

Metode

Fusillierne koges efter anvisningerne og stilles derefter til side til afkøling. Når det er afkølet, blandes det med mozzarella, tomater, ristede pinjekerner, hakket hvidløg og basilikumblade og smages til, evt. smag til med salt og peber. Stil hele salatblandingen til side til afkøling, og server den derefter sammen med dine sandwich eller burgere eller et af dine måltider.

God fornøjelse!!

Salat med røget ørred

ingredienser

2 spsk. æble cider eddike

Olivenolie

2 skalotteløg, hakket

1 teskefuld. Peberrod

1 teskefuld. Dijon sennep

1 teskefuld. Honning

Salt og peber efter smag

1 dåse Røget ørred, i flager

2 æbler, skåret i skiver

2 rødbeder, skåret i skiver

Raket

Metode

Tag en stor skål og smid de røgede ørredflager i med æblerne skåret i julienne strimler, rødbederne og rucolaen og stil så skålen til side. Tag nu en anden skål og bland æblecidereddike, olivenolie, peberrod, hakkede skalotteløg, honning og dijonsennep og smag derefter blandingen til og tilsæt derefter salt og peber efter din smag. Tag nu denne blanding og hæld den over skålen med julienerede æbler og bland godt, inden salaten serveres.

God fornøjelse!!

Æggesalat med bønner

ingredienser

1 kop grønne bønner, blancherede

2 radiser, skåret i skiver

2 æg

Olivenolie

Salt og peber efter smag

Metode

Æggene koges først med manolden og blandes derefter med de blancherede grønne bønner, de skivede radiser. Bland godt, dryp derefter med olivenolie og tilsæt salt og peber efter smag. Når alle ingredienserne er godt blandet, læg dem til side og lad dem køle af. Når blandingen er afkølet, er salaten klar til servering.

God fornøjelse!!

Ambrosian salat

ingredienser

1 kop kokosmælk

2-3 skiver appelsinskal

Et par dråber vaniljeessens

1 kop druer, skåret i skiver

2 mandariner i skiver

2 æbler, skåret i skiver

1 kokos, revet og ristet

10-12 Valnødder, knust

Metode

Tag en mellemstor skål og bland kokosmælk, appelsinskal med vaniljeessens. Når det er godt pisket tilsættes den skivede mandarin med de skåret æbler og vindruer. Efter at have blandet alle ingredienserne godt sammen, stil den i køleskabet i en time eller to, inden du serverer den lækre salat. Når salaten er kølet af, serveres salaten med en sandwich eller hamburger.

God fornøjelse!!

Kile salat

ingredienser

En kop mayonnaise

En kop blåskimmelost

1/2 kop kærnemælk

en skalotteløg

Citronskal

Worcestershire sauce

Friske persilleblade

Kiler af isbjerge

1 æg, hårdkogt

1 kop smuldret bacon

Salt og peber efter smag

Metode

Vend mayonnaisen med blåskimmelost, kærnemælk, skalotteløg, salsa, citronskal og persille. Efter tilberedning af puréen, krydr den efter smag og tilsæt eventuelt salt og peber efter smag. Tag nu en anden skål og smid icebergskiverne ned i skålen med æggemimosaen, for at få æggemimosaen til at skrubbe de kogte æg gennem dørslaget. Hæld nu mayonnaisepuréen over skålen med kiler og mimoser og bland derefter godt. Salaten serveres ved at smøre frisk bacon på.

God fornøjelse!!

Spansk pebersalat

ingredienser

3 forårsløg

4-5 oliven

2 peberfrugter

2 spsk. sherryeddike

1 paprikahoved, røget

1 chef Romaine

1 håndfuld mandler

Et fed hvidløg

Skiver brød

Metode

Skalotteløgene grilles og skæres derefter i stykker. Tag nu en anden skål og kom peberfrugt og oliven i med mandler, røget paprika, eddike, romainesalat og grillede og hakkede skalotteløg. Bland ingredienserne i skålen godt og stil det til side. På dette tidspunkt grilles brødskiverne og når de grilles, gnides hvidløgsfeddene over skiverne og derefter hældes peberblandingen ud på de grillede brød.

God fornøjelse!!

Mimosasalat

ingredienser

2 æg, hårdkogte

½ kop smør

1 hoved salat

Eddike

Olivenolie

Krydderurter, hakkede

Metode

Tag en mellemstor skål og bland salat, smør med eddike, olivenolie og hakkede krydderurter. Efter at have blandet ingredienserne i skålen godt, stil skålen til side i et stykke tid. Forbered imens mimosaen. Til tilberedning af mimosaen skal du først skrælle de hårdkogte æg og derefter dræne de hårdkogte æg ved hjælp af en sigte, og så er mimosaægget klar. Nu skal denne æggemimosa hældes over salatskålen, inden den lækre mimosasalat serveres.

God fornøjelse!!

Klassisk waldorfsalat

ingredienser

1/2 kop mayonnaise

2-3 spsk. Creme fraiche

2 purløg

2-3 spsk. Persille

1 citronskal og saft

sukker

2 æbler, hakkede

1 stilk selleri, hakket

Nødder

Metode

Tag en skål og så mayonnaisen, cremefraiche skal piskes med purløg, citronskal og -saft, persille, peber og sukker. Når ingredienserne i skålen er godt blandet, sættes de til side. Tag nu en anden skål og smid æbler, hakket selleri og valnødder i. Tag nu mayonnaiseblandingen og vend den med æbler og selleri. Bland alle ingredienserne godt sammen, lad skålen hvile lidt og server derefter salaten.

God fornøjelse!!

Ærtesalat

ingredienser

Limesaft

1 hvidløg, hakket

1 teskefuld. Spidskommen, malet

salt

koriander

Olivenolie

1 kop sortøjede ærter

1 Jalapeno, hakket eller moset

2 tomater, i tern

2 rødløg, finthakket

2 avocadoer

Metode

Limesaften piskes med hvidløg, spidskommen, koriander, salt og olivenolie. Når alle disse ingredienser er godt blandet, smid denne blanding med de mosede jalapenos, sortøjede ærter, avocadoer og finthakkede rødløg. Når alle ingredienserne er godt blandet, lad salaten hvile et par minutter og server derefter.

God fornøjelse!!

Kylling og bygsalat

ingredienser

1 kop rå byg

1/2 tsk. revet citronskal

6 spsk. frisk citronsaft

2 spsk. ekstra jomfru oliven olie

1 teskefuld. kosher salt

1 teskefuld. hakket hvidløg

1/2 tsk. honning

1/4 tsk. Friskkværnet sort peber

2 kopper udbenet, skindfri rotisserie kyllingebryst, strimlet

1 kop engelsk agurk i tern

1 kop rød peber

2/3 kop tynde skiver grønne løg

2 spsk. hakket frisk dild

1 kop smuldret gedeost

Metode

Tilbered byggen efter producentens anvisninger. Dræn og blød i koldt vand, dræn igen og kom i en stor skål. Bland citronskal, citronsaft, olie, kosher, hvidløg, honning og peber i en skål. Pisk sammen indtil kombineret. Hæld denne blanding over den tilberedte pasta og bland godt. Rør kylling, agurk, rød peberfrugt, grønne løg og dild i. Støb godt. Komplet med osten og server med det samme.

God fornøjelse!

Helleflynder og fersken salat

ingredienser

6 spsk. ekstra jomfru olivenolie, delt

8 6 ounce helleflynderfileter

1 teskefuld. kosher salt, delt

1 teskefuld. friskkværnet sort peber, delt

4 spsk. hakket frisk mynte

4 spsk. frisk citronsaft

2 tsk. ahornsirup

12 kopper babyspinatblade

4 mellemstore ferskner, halveret og skåret i skiver

1 engelsk agurk, halveret på langs og skåret i skiver

1/2 kop ristede skiver mandler

Metode

Drys helleflynderfileterne med lidt salt og peber. Læg fisken på en opvarmet stegepande og steg på begge sider i 6 minutter, eller indtil fisken flager lidt, når den skæres med en gaffel. I en stor skål blandes salt, peber, olie, citronsaft, mynte og ahornsirup sammen og pisk indtil det er blandet. Tilsæt spinat, ferskner og agurk og bland godt. Når den er klar til servering, serveres mørbraden på en salatbund og pyntes med nogle mandler.

God fornøjelse!

Rødbede og ostesalat

ingredienser

2 kopper revet friske mynteblade

2/3 kop rødløg skåret i tynde skiver lodret

Grønkål 2, 6 oz

1/2 kop fedtfattig 2% græsk yoghurt

4 spsk. fedtfri kærnemælk

4 tsk. Hvidvinseddike

3 tsk. ekstra jomfru oliven olie

1/2 tsk. kosher salt

1/2 tsk. Friskkværnet sort peber

8 store hårdkogte æg i kvarte på langs

2,8-ounce pakke med skrællede og dampede rødbeder, i kvarte

1 kop grofthakkede valnødder

4 ounces blå ost, smuldret

Metode

I en stor skål blandes løg, grønkål, æg, rødbeder og mynte. I en anden skål blandes græsk yoghurt, kærnemælk, eddike, olie, salt og peber. Blend indtil alle ingredienser er godt indarbejdet. Lige inden servering hældes dressingen over salaten og serveres pyntet med valnødder og ost.

Italiensk grøn salat

ingredienser

4 kopper romainesalat - revet, vasket og tørret

2 kopper revet escarole

2 kopper revet radise

2 kopper revet rød salat

1/2 kop hakkede grønne løg

1 rød peberfrugt, skåret i ringe

1 grøn peber, skåret i ringe

24 cherrytomater

1/2 kop vindruekerneolie

1/4 kop hakket frisk basilikum

1/2 glas balsamicoeddike

1/4 kop citronsaft

Salt og peber efter smag

Metode

Til salaten: Bland romainesalat, escarole, rød salat, radicchio, skalotteløg, cherrytomater, grøn peber og rød peber i en skål.

Til dressingen: Kom basilikum, balsamicoeddike, vindruekerneolie, citronsaft i en lille skål og bland godt. Smag til med salt og peber.

Lige inden servering hældes dressingen over salaten og blandes godt til dressingen. Server straks.

God fornøjelse!

www.ingramcontent.com/pod-product-compliance
Lightning Source LLC
Chambersburg PA
CBHW070408120526
44590CB00014B/1313